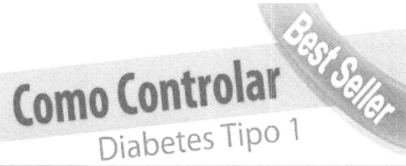

# Como Controlar
## Diabetes Tipo 1

**Best Seller**

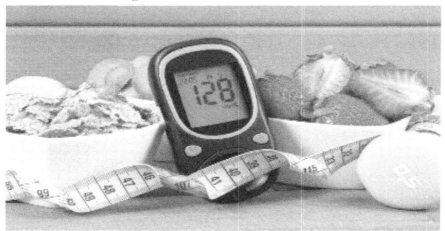

Descubra Os Top segredos De
Como Controlar Diabetes Tipo 1
Com Sucesso De Uma Vez Por Todas!

## Luis Paulo Soares

# Sumário:

## Sumário

## Introdução:

O diabetes tipo 1 ou diabetes mellitus dependente de insulina é causado pela destruição das células beta, as células do pâncreas que produzem insulina.

À medida que os graus de insulina caem, o açúcar no sangue (glicose) aumenta. A destruição das células beta é mediada através do dispositivo imunológico.

O gatilho para essa técnica é desconhecido, mas parece estar associado a infecções virais e / ou exposição a diversos antígenos no ambiente.

Quando o diabetes se desenvolve, muito menos de cinco% das células beta permanecem úteis e, dentro de cinco anos, pode haver função zero. Nos primeiros ou segundos 12 meses após o reconhecimento do diabetes, a necessidade de insulina também pode diminuir drasticamente ou até desaparecer.

Isso é chamado de insulina "lua de mel" e está relacionado ao rejuvenescimento de algumas células de insulina secretadas quase mortas.

Infelizmente, essas lua de mel são de curta duração, o problema com o diabetes tipo 1 é se o açúcar no sangue for permitido significativamente acima do normal por muitos anos, danos irreversíveis aos olhos, rins, nervos e vasos sanguíneos podem causar uma enorme incapacidade ou até mesmo a morte.

Se o açúcar no sangue puder ser mantido próximo ao normal durante toda a vida, o mais simples é que você tenha uma excelente vida, no entanto, a expectativa de seu estilo de vida não precisa ser única entre pessoas que não têm diabetes.

A chave para gerenciar o diabetes é dominar como controlar cuidadosamente dieta, exercícios, controle de insulina e glicemia.

# O que é diabetes tipo 1?

O diabetes mellitus tipo 1 é uma forma de diabetes mellitus em que não é produzida insulina suficiente. Isso resulta em altos níveis de açúcar no sangue.

Os sinais e sintomas tradicionais são micção freqüente, melhora da sede, aumento da fome e perda de peso. Sinais adicionais também podem abranger imaginação e presciência, sensação de cansaço e má recuperação.

A forma mais extrema de diabetes é o tipo 1 ou diabetes estruturado com insulina.

É muitas vezes chamado de "diabetes juvenil" devido ao fato de que o diabetes tipo 1 geralmente se desenvolve em crianças e adolescentes, apesar de poder se desenvolver em qualquer idade.

# Ataques do sistema imunológico

Com o diabetes tipo 1, o sistema imunológico da estrutura agride uma parte de seu próprio pâncreas.

Os cientistas não sabem por que, no entanto, o sistema imunológico vê erroneamente as células geradoras de insulina no interior do pâncreas e as destrói.

Esse ataque é conhecido como doença "auto-imune".

Essas células - chamadas de "ilhotas" (olhos prontos), são aquelas que se deparam com glicose no sangue e, em reação, produzem a quantidade de insulina necessária para normalizar o açúcar no sangue.

A insulina serve como uma "chave" para iniciar as células, permitindo a entrada de glicose e permitindo a aplicação de glicose como fonte de eletricidade.

Sem insulina, pode não haver "chave", então o açúcar permanece e se acumula no sangue. O resultado: as células da estrutura morrem de fome por perda de glicose.

E, se não for tratada, o alto nível de açúcar no sangue pode danificar os olhos, rins, nervos e coração e também pode levar ao coma e à morte.

# Terapia com insulina

Assim, uma pessoa do tipo 1 trata a situação com a ajuda de tomar injeções de insulina.

Essa fonte externa de insulina agora serve como a "chave" para levar a glicose às células de estrutura.

O desafio desse remédio é que, com frequência, não é viável saber exatamente quanta insulina é necessária. A taxa é baseada em vários fatores, consistindo em:

Comida

Exercício

Estresse

Emoções e saúde geral

Ato de equilíbrio

Esses fatores variam consideravelmente ao longo do dia.

Portanto, selecionar a dose de insulina a ser tomada é um ato de equilíbrio complicado.

Se você estiver tomando uma quantidade excessiva, seu corpo queima uma quantidade excessiva de glicose e o açúcar no sangue também pode cair em um grau perigosamente baixo.

Esta é uma condição conhecida como hipoglicemia, que, se não tratada, pode ser indubitavelmente mortal.

Se você estiver tomando muito pouco insulina, seu corpo poderá novamente ficar com fome pela força necessária e seu açúcar no sangue também poderá subir para um estágio perigosamente excessivo, uma situação chamada hiperglicemia.

Isso também aumentará as possibilidades de complicações prolongadas.

# O que causa diabetes tipo 1?

Pesquisas estão em andamento para descobrir o que causa diabetes tipo 1 e uma maneira de evitá-la, mas existem inúmeros fatores que podem causar diabetes mellitus tipo 1.

## Genes e registros familiares próprios

Alguns genes aumentam a ameaça de alguém de desenvolver diabetes tipo 1, assim como o círculo de registros de parentes.

Se você tem um parente com diabetes tipo 1, seu risco de crescer é 1 em 20, 15 vezes melhor que a população em geral.

A codificação genética que coloca você em risco máximo para o desenvolvimento de diabetes tipo 1 está amplamente associada à reação imunológica do seu corpo.

## Gatilhos ambientais

Embora os genes sejam essenciais para descobrir o risco, eles podem não ser mais o motivo completo do desenvolvimento de diabetes tipo 1. Fatores ambientais, que incluem vírus, podem desencadear DM1 em pessoas geneticamente ameaçadas.

Os cientistas confiam que certos vírus podem atingir as células beta e, como a reação imune aumenta para combater esses vírus, está ficando horrível e ataca as células beta não infectadas com a ajuda do erro.

# Resposta imune

Uma vez desencadeado o diabetes tipo 1, podem ser detectados sinais bioquímicos e sintomas de ataque imune às células beta. Esses sinais, chamados de autoanticorpos, aparecem bem antes dos sinais do diabetes mellitus tipo 1.

À medida que o ataque imunológico se mantém e mais células beta são destruídas, a produção de insulina diminui e as camadas de açúcar no sangue acabam bizarras.

Eventualmente, muitas células beta são destruídas e a produção de insulina cai tanto que os sintomas do diabetes tipo 1 aparecem.

## Em adultos

Os sintomas do diabetes tipo 1 em adultos podem surgir abruptamente, é muito importante perceber que os primeiros sinais de diabetes tipo 1 em adultos geralmente se desenvolvem inesperadamente e podem agora e novamente ser tratados com outras doenças.

## Aqui está o que você deve procurar:

Micção frequente: se você está constantemente caminhando para o banheiro, seus rins podem estar procurando livrar seu sangue do excesso de açúcar, resultando em uma maior vontade de urinar.

Sede extrema: o aumento da micção pode causar desidratação, de modo a fazer com que você sinta mais sede do que o normal.

Aumento do apetite: se você está com fome repentina o tempo todo, pode ser porque seu corpo não consegue obter eletricidade adequada das refeições que consome.

Perda de peso inesperada: Na mesma linha, se o seu corpo está derramando açúcar na urina em vez de absorvê-lo, você pode perder muito peso rapidamente sem um plano de redução de peso.

# Outros sintomas de diabetes tipo 1 em adultos

Outros sinais e sintomas diabéticos em adultos incluem sentir-se sonolento ou torcido; mudanças surpreendentes na imaginação e presciência; respiração frutada ou perfumada, respiração pesada ou difícil e inconsciência.

Se você tiver excesso de açúcar no sangue e não tratar bem, poderá aumentar a cetoacidose diabética, uma circunstância que ameaça o estilo de vida. Portanto, consulte seu médico agora mesmo se tiver esses sinais e sintomas de alerta.

# Em crianças

Um dos principais sinais de diabetes em crianças é a micção e sede aceleradas. Quando o açúcar no sangue é excessivo, desencadeia uma resposta dentro do corpo que extrai fluido dos tecidos. Isso fará com que o seu filho fique constantemente com sede, resultando na necessidade de maiores visitas ao banheiro durante o dia.

**Abaixo estão alguns outros sinais de alerta que você deve estar ciente.**

Fadiga: se o seu filho está constantemente cansado, pode ser um sinal de que seu corpo está tendo problemas para transformar açúcar na corrente sanguínea em eletricidade. Alterações imaginativas e prescientes: O alto nível de açúcar no sangue pode resultar em visão embaçada ou em outros problemas imaginativos e prescientes.

Hálito com cheiro de frutas: se o hálito do seu filho cheirar a frutas, isso pode resultar do excesso de açúcar no sangue.

Fome extrema e redução inexplicada de peso: quando os tecidos e órgãos musculares do seu filho ou filha não estão recebendo força suficiente, eles podem provocar uma fome intensa.

E a perda inesperada de peso, especialmente se ele ou ela está consumindo mais, não precisa mais passar despercebida.

Comportamento incomum: se seu filho parecer mais temperamental ou agitado do que o padrão e apresentar os sinais e sintomas acima, isso pode ser uma situação.

Esteja consciente se o seu filho estiver torto, tiver respiração extrema, náusea e vômito.

Quando não tratada, o diabetes tipo 1 pode ser mortal. Se você está preocupado com o fato de seu bebê mostrar sinais e sintomas de diabetes juvenil, é essencial que você marque uma consulta científica o mais rápido possível.

As complicações associadas ao diabetes tipo 1 podem incluir adicionalmente:

doença ocular que inclui danos nos nervos da retinopatia diabética, como doença renal da neuropatia diabética, incluindo nefropatia diabética doença cardíaca coronária e acidente vascular cerebral, que inclui distúrbios cardiovasculares.

**Doença do olho**

O estágio inicial da retinopatia diabética, chamado retinopatia diabética "passado histórico", se desenrola porque as paredes da retina se enfraquecem devido ao alto nível de açúcar no sangue e pressão alta, crescendo pequenos nódulos parecidos com pontos ou "micro aneurismas". "que também pode escorrer fluido ou sangue para o tecido circundante.

No segundo estágio destrutivo máximo, conhecido como retinopatia diabética proliferativa, novos vasos sanguíneos se formam na retina em reação aos danos.

Quando conhecidas como onde o dano ocorreu, as células geram novos vasos sanguíneos como parte do reparo.

# Danos nos nervos

A neuropatia diabética é o chamado médico dado aos danos revolucionários à máquina temerosa como resultado do diabetes tipo 1.

A neuropatia diabética pode levar à falta de sensação nas palmas das mãos e nos pés. O fluxo reduzido como resultado da glicemia multiplicada prejudica a restauração regular da ferida nas extremidades e uma pequena ferida pode acabar danificando permanentemente. Ao mesmo tempo, a neuropatia pode causar dor intensa nos membros que, em qualquer outro caso, diminuiu a sensação comum.

## Doença renal

O distúrbio renal diabético ou a nefropatia diabética é uma lenta deterioração dos rins e das características renais que, em casos extremos graves, também podem, no final, causar insuficiência renal, também conhecida como distúrbio renal avançado ou DRT.

## Doença Cardíaca e Acidente Vascular Cerebral

O distúrbio cardiovascular é uma variedade de doenças do dispositivo dos vasos sanguíneos que consiste em acidente vascular cerebral e ataque cardíaco. Os dois tipos máximos e não incomuns de distúrbio cardiovascular são os distúrbios coronários das coronárias, como resultado de depósitos de gordura nas artérias que alimentam o coração coronário e hipertensão ou pressão alta.

O tratamento inclui injeção de insulina na corrente sanguínea; esta injeção é feita com uma perfuração na camada de gorduras da estrutura que pode ser as nádegas ou coxas, permitindo uma maior absorção de insulina. Os tratamentos para diabetes tipo 1 são duradouros, pois não podem ser curados completamente.

Assim, o homem ou a mulher acometida por esta doença deve estar completamente a par dessa circunstância e de todo o fato relacionado a ela, isso pode ajudar no gerenciamento poderoso da doença. O objetivo deste tratamento é preservar o açúcar no sangue sob controle, já que o açúcar no sangue, alto ou baixo, pode causar dores de cabeça críticas ao condicionamento físico.

Os remédios para diabetes tipo 1 incluem: Plano alimentar equilibrado, plano alimentar deve ser nutritivo e os ingredientes devem ser consumidos com frequência em um horário específico, e os alimentos que afetam negativamente essa doença devem ser evitados.

Monitorando o estágio do açúcar no sangue, o nível de açúcar no sangue pode subir e cair drasticamente, o que pode levar a inúmeras complicações. Portanto, o monitoramento durante todo o dia é muito crítico, pois pode ser realizado com o auxílio do medidor de açúcar no sangue em casa.

Ao tomar insulina, a insulina deve ser injetada frequentemente, pode ser insulina de alto desempenho, insulina de aparência rápida ou uma mistura dessas duas.

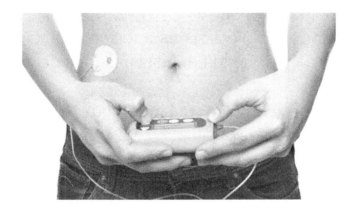

Notas de glicose no sangue - As notas de glicose no sangue são extremamente vitais devido ao fato de seu médico poder modificar a quantidade de insulina no estágio de açúcar. O funcionamento do rim, olhos e coração deve ser examinado regularmente devido ao fato de as flutuações do nível de açúcar afetarem negativamente esses órgãos.

Comércio de estilo de vida - as pessoas que sofrem com esse diabetes devem dar importância aos nutrientes, exercitar-se com frequência e acompanhar o seu peso.

## Passo 1: Saiba mais sobre diabetes

O que é diabetes?

Existem 3 principais variedades de diabetes:

Diabetes tipo 1 - Seu corpo agora não produz insulina. Este é um problema devido ao fato de, neste caso, você precisar tomar insulina para transformar o açúcar (glicose) das refeições que consome em força para o corpo. Você precisa tomar insulina todos os dias para ficar.

Diabetes tipo 2 - Seu corpo agora não produz nem usa insulina de maneira adequada. Nessa situação, você pode precisar tomar medicamentos ou insulina para ajudar a gerenciar o diabetes. O tipo 2 é o tipo mais comum de diabetes.

Diabetes gestacional - algumas mulheres têm esse tipo de diabetes enquanto estão grávidas. Na maioria das vezes, ele desaparece após o nascimento da criança, mas mesmo que desapareça, essas mulheres e seus filhos têm muito mais probabilidade de ter diabetes mais tarde na vida.

Você é o membro mais essencial da sua equipe de fitness.

Você é quem controla sua diabetes todos os dias. Converse com seu médico sobre como você pode cuidar melhor do seu diabetes para viver saudável.

Alguns outros que podem ajudar consistem em:

Dentista

Médico de diabetes

Educador de diabetes

dietista

Oftalmologista

médico do pé

amigos e família

conselheiro de saúde mental

enfermeira

farmacêutico

assistente social

## Como aprender mais sobre diabetes?

Faça um treinamento para pesquisar mais sobre residir com diabetes. Para descobrir uma aula, dê uma olhada junto com a equipe de atendimento de fitness local, o sanatório ou a clínica de fitness. Você também pode pesquisar online.

Participe de um grupo de ajuda individual ou on-line para obter assistência e informações sobre como lidar com o diabetes. Leia aproximadamente diabetes on-line. Visite o site da diabetes mellitus na parte inferior deste e-book.

Tome diabetes significativamente.

Além disso, você pode ter ouvido pessoas dizerem que têm "um toque de diabetes" ou que "o açúcar está um pouco alto". Essas palavras propõem que o diabetes nem sempre é uma doença crítica, isso nem sempre é correto. O diabetes é extremo, mas você pode descobrir maneiras de controlá-lo.

As pessoas com diabetes querem fazer escolhas saudáveis, obter um peso saudável, circular mais a cada dia e tomar os remédios, mesmo que se sintam bem. Então, muito o que fazer, agora não é suave, mas vale muito a pena!

# Por que cuidar do seu diabetes?

Cuidar de si mesmo e do diabetes ajuda a experimentar excelentes dias hoje e no futuro.

Quando o açúcar no sangue (glicose) estiver próximo do normal, você poderá:

Ter mais energia.

Ficar menos cansado e sedento.

Passar a urinar com menos frequência.

Sarar rapidamente os ferimentos.

Não ter infecções na pele ou na bexiga.

Você também terá uma ameaça muito menor de problemas de condicionamento físico para diabetes, que inclui:

Ataque cardíaco ou acidente vascular cerebral.

Problemas oculares que podem levar a dificuldades para enxergar ou ficar cegos.

Dor, formigamento ou entorpecimento em suas mãos e pés, também chamado de dano nervoso.

Problemas renais que podem fazer com que seus rins deixem de funcionar.

Problemas de dentes e gengivas.

**Ações que você pode tomar:**

Pergunte ao seu médico que tipo de diabetes você tem.

Descubra onde você pode passar como guia.

Saber cuidar do seu diabetes facilita a controla-lo hoje em dia e no futuro.

## Passo 2: Conheça o ABC do seu diabetes

Fale com sua equipe de saúde sobre o controle aproximado da pressão A 1C, B e C. Isso pode ajudar a diminuir suas probabilidades de sofrer um ataque cardíaco, derrame ou outros problemas de diabetes.

## Teste A1C

## O que é isso?

O A1C é um exame de sangue que mede o estágio comum de açúcar no sangue nos últimos 3 meses. Não é o mesmo que o açúcar no sangue verifica todos os dias.

## Por que isso é importante?

Você quer reconhecer suas faixas de açúcar no sangue ao longo dos anos, não quer que esses números sejam excessivos demais, não é? Níveis elevados de açúcar no sangue podem prejudicar seu coração, vasos sanguíneos, rins, pés e olhos.

## Qual é o objetivo da A1C?

O objetivo do A1C para muitos humanos com diabetes é menor que 7, pois ele pode ser único para você. Pergunte ao seu médico qual deve ser o seu objetivo.

## B para pressão sanguínea

## O que é isso?

A pressão sanguínea é a força do seu sangue contra a parede dos vasos sanguíneos.

## Por que isso é importante?

Se a sua tensão no sangue for muito alta, o coração da sua coronária ficará duro e poderá causar um ataque cardíaco, derrame e danificar os rins e os olhos.

## Qual é o objetivo da pressão arterial?

O objetivo da pressão arterial para a maioria com diabetes é inferior a cento e quarenta / noventa, mas pode ser especial para você. Pergunte ao seu médico qual deve ser sua intenção.

# C para colesterol

## O que é isso?

Existem estilos de colesterol LDL para o seu sangue: LDL e HDL.

LDL ou colesterol "ruins" podem se reunir e bloquear os vasos sanguíneos, o que pode causar um ataque cardíaco ou derrame.

O HDL ou colesterol LDL "adequadamente" permite adiar o colesterol "terrível" dos vasos sanguíneos.

## Quais são os objetivos LDL e HDL?

Pergunte ao seu médico quais são os seus números de colesterol LDL, seus objetivos também podem diferir de pessoas diferentes. Se você tem mais de 40 anos, pode tomar um medicamento com estatina para o condicionamento cardíaco.

## Ações que você pode tomar

## Pergunte ao seu time de saúde:

Quais são os seus valores de A1C, tensão arterial e colesterol e quais precisam ser. Seus desejos na ABC dependerão de quanto tempo você tem diabetes, problemas específicos de condicionamento físico e o problema no controle do diabetes.

## Passo 3: Saiba como viver com diabetes

Não é incomum sentir-se oprimido, triste ou indignado quando você vive com diabetes. Além disso, você pode reconhecer as escadas necessárias para se manter saudável e gerenciado; no entanto, você pode ter dificuldades em preservar seu plano ao longo dos anos. Este segmento tem dicas sobre como lidar com o diabetes, consumir adequadamente e ser animado.

## Reduza o estresse com sua diabetes

O estresse pode aumentar o açúcar no sangue. Procure abordagens para reduzir o estresse. Experimente respirar profundamente, jardinar, caminhar, meditar, operar seu hobby ou prestar atenção à sua música favorita.

Peça ajuda a um conselheiro de saúde mental, organização guia, amigo ou membro da família. Se você experimentar, isso ajudará você a se sentir mais alto.

# Coma bem

Faça dieta para diabetes com a ajuda de sua equipe de fitness.

Escolha refeições com redução de calorias, gordura saturada, gorduras trans, açúcar e sal.

Coma ingredientes com mais fibras, que incluem grãos, pães, bolachas, arroz ou macarrão completos.

Escolha alimentos como frutas, vegetais, grãos completos, pão, cereais, leite e gordura de café ou queijo desnatado. Beba água no lugar de suco ou refrigerante normal.

Ao consumir uma refeição, preencha metade do seu prato com legumes, 1/4 com uma proteína magra como frango ou peru sem os poros e pele e 1/4 com um grão inteiro como arroz ou macarrão e feijão inteiros.

# Ser ativo

Defina uma meta para ser mais ativo na maioria dos dias da semana. Comece devagar fazendo caminhadas 20 minutos, 3 instâncias por semana, e suba para 25, 30 minutos 4 ou cinco vezes por semana.

Participe de uma academia e inicie o treinamento com pesos 3 vezes por semana ou trabalhe para aumentar sua energia muscular, o uso de faixas elásticas, fazer ioga, jardinagem pesada (cavar e plantar com equipamento) ou tentar flexões.

Perca peso usando seu plano de refeições e movendo-se extra.

Saiba o que fazer todos os dias.

Tome seus remédios para diabetes e diferentes problemas de condicionamento físico, mesmo quando você se sentir bem. Pergunte ao seu médico se você precisa de aspirina para evitar um ataque cardíaco ou derrame. Informe o seu médico se não conseguir o dinheiro para o tratamento medicamentoso ou se tiver quaisquer consequências secundárias.

Verifique todos os dias os dedos dos pés em busca de cortes, bolhas, manchas vermelhas e inchaço. Vá ao médico imediatamente se você tiver feridas que não cicatrizam há algum tempo. Escove o dente regularmente para manter a boca, os dentes e as gengivas saudáveis.

Pare de fumar. Peça ajuda para parar.

Acompanhe o açúcar no sangue, veja duas ou mais instâncias por dia. Use uma folha de relatório de glicose no sangue para anotar sua glicemia e mostre ao seu médico como está a sua glicose no sangue ao longo do dia para que ele possa ajustar sua dose de insulina.

Verifique sua pressão sanguínea caso seu médico o aconselhe e preserve um registro dela.

Fale com a sua equipe de profissionais de saúde.

Pergunte ao seu médico quando tiver alguma dúvida sobre seu diabetes.

Relate quaisquer ajustes em sua saúde.

**Ações que você pode executar:**

Peça um plano de refeições saudáveis.

Peça aproximadamente métodos para ser mais ativo.

Pergunte como e quando testar o açúcar no sangue e a maneira de usar as consequências para manipular o diabetes.

Use estas dicas para ajudar no seu autocuidado.

Discuta como o seu plano de diabetes está operando para você em todas as ocasiões em que você visita sua equipe de saúde.

## Passo 4: Obtenha cuidados de rotina para se manterem saudáveis

Consulte seu grupo de profissionais de saúde pelo menos duas vezes por ano para localizar e lidar com qualquer problema com antecedência.

Para cada consulta, verifique se você tem um:

Controle de pressão sanguínea.

Análise dos pés.

Controle de peso.

Revisão do seu plano de autocuidado.

Duas vezes ao ano, tenha um:

Teste A1C.
Pode ser verificado com mais frequência se tiver mais de 7 anos.

**Uma vez a cada 12 meses, verifique se você tem um:**

Colesterol dê uma olhada.

Exame completo do pé.

Exame dentário para testar dentes e gengivas.

Exame oftalmológico dilatado para problemas oculares.

Vacina contra a gripe.

Urina e sangue dão uma olhada para verificar se há problemas renais viáveis.

**Pelo menos uma vez por ano, faça um:**

Exame de pneumonia.

Exame da hepatite B.

Cobertura social e diabetes.

Se você tem cobertura social, verifique se o seu plano cobre os cuidados com o diabetes. O seguro social cobre vários preços de:

Escolaridade em diabetes.

Insumos para diabetes.

Medicamentos para diabetes.

Visitas com nutricionista.

Sapatos especiais, caso você os queira.

Ações que você pode executar:

Pergunte ao seu grupo de assistência médica sobre esses e diferentes testes que você poderia desejar.

Pergunte o que seus resultados sugerem.

Faça uma palavra da data e hora do seu próximo compromisso.

# Como controlar e viver bem com diabetes tipo 1 com dieta e exercícios?

É essencial devorar um regime alimentar saudável quando você tem diabetes tipo 1, isso não significa que você não pode se deliciar com refeições saborosas, que incluem alguns dos seus favoritos.

## Por que a dieta importa

No diabetes mellitus tipo 1, seu quadro deixa de gerar insulina. Então você precisa tomar insulina todos os dias, através de seringas ou bomba.

Também é importante fazer avaliações de glicose no sangue para avaliar seus níveis de açúcar no sangue.

A insulina é apenas parte do tratamento, o regime alimentar e o treino também desempenham papéis essenciais no apoio à preservação dos seus níveis de açúcar no sangue.

Quando você faz escolhas saudáveis de refeições e come quantidades consistentes durante o dia, isso ajuda a manipular seus açúcares. Também pode diminuir o risco de problemas associados ao diabetes, incluindo distúrbios cardíacos coronários, doenças renais e danos nos nervos.

# O que comer

Alguns especialistas costumavam supor que houve um "regime de consumo de diabetes". Eles achavam que os seres humanos com diabetes precisavam evitar todos os alimentos açucarados ou evitar consumir certos alimentos. Mas quando você tem o tipo 1, pode consumir o mesmo plano de perda de peso saudável que qualquer outra pessoa.

## Siga algumas diretrizes gerais:

Coma muito menos gordura que não seja saudável. Reduzir as gorduras saturadas encontradas em carnes com alto teor de gorduras, como bacon, carne de vaca todos os dias, produtos de leite integral, como leite integral e manteiga, reduz substancialmente as possibilidades de você sofrer de doenças cardíacas.

Com diabetes, você tem muito mais probabilidade do que o comum de sofrer de doença coronariana. Faça escolhas alimentares saudáveis para diminuir esse risco.

Coma fibra suficiente, facilita o gerenciamento de açúcar no sangue. Você pode obter fibras integrais, feijão, culminação e vegetais. Tente ingerir 25 a 30 gramas de acordo com o dia.

Esses ingredientes ricos em fibras são geralmente melhores do que os carboidratos de baixa fibra, consistindo em grãos "brancos" refinados e alimentos processados açucarados.

## Contagem de carboidratos

Os carboidratos são o suprimento essencial de força do seu corpo. Você o obtém de muitos ingredientes que incluem grãos, macarrão, arroz, pães, biscoitos, culminação, verduras, produtos lácteos e açúcares.

Os carboidratos aumentam os níveis de açúcar no sangue mais rapidamente do que qualquer refeição, qual número e quais estilos de carboidratos você devora podem afetar o quão bem gerenciado seu diabetes tipo 1 pode ser.

A contagem de carboidratos permite que você mantenha a música da mesma forma que ingerimos muitos carboidratos; você pode trabalhar junto com seu médico ou nutricionista para descobrir qual número de gramas de carboidratos você deve consumir em todas as refeições e lanches. Você pode usar o rótulo de refeições, um aplicativo de mudança de refeições ou outra referência para confiar em gramas de carboidratos nos alimentos.

# Alimentos de açúcar

Alguns humanos pensam que o açúcar causa "diabetes", no entanto o tipo 1 é devido à genética e outros fatores. Ainda assim, muitas refeições doces possuem muitos carboidratos e isso pode afetar o açúcar no sangue.

Se uma refeição é "sem açúcar", isso não significa mais que ela também possui menos carboidratos ou calorias. Leia o rótulo para poder depender do número de carboidratos que está consumindo.

Você pode consumir alimentos e bebidas que usam adoçantes artificiais ou de baixa caloria; eles podem satisfazer o seu desejo por alimentos doces sem maiores carboidratos e energia.

# Diabetes 'Super Alimentos'

A American Diabetes Association mostra que você devora esses alimentos saborosos, é pobre em carboidratos (também conhecidos como ingredientes com baixo índice glicêmico) e é rico em nutrientes críticos, juntamente com cálcio, potássio, fibra, magnésio e outras vitaminas.

Feijões

Vegetais de folhas verdes escuras

Citrino

Batatas doces

frutas

Tomates

Peixe alto em ácidos graxos ômega-3 (como o salmão)

Grãos inteiros

Nozes

Iogurte e leite sem gordura

# Atividade Física e Diabetes

A atividade física regular é uma das coisas mais críticas que você pode fazer para manipular e permanecer bem junto com o diabetes tipo 1.

Além disso, o treino regular tem benefícios exclusivos quando você tem diabetes tipo 2 devido ao fato de poder ajudar a salvá-lo ou adiar o desenvolvimento de diabetes tipo 2. O hobby físico regular melhora a sensibilidade do seu corpo à insulina e facilita o gerenciamento dos níveis de glicose no sangue. (açúcar).

## O que é atividade física?

O hobby físico é qualquer forma de movimento que faz com que o seu corpo queime energia, pode ser tão simples quanto passear, jardinagem, limpeza e muitas atividades diferentes que você já pode realizar.

Durante o interesse físico, os tecidos musculares ativos usam glicose como fonte de alimentação, o passatempo físico regular ajuda a impedir a coleta de glicose no sangue.

Muitos humanos não têm mais passatempo físico suficiente para serem saudáveis na sociedade moderna, a tecnologia e a existência contemporânea removeram muitas formas normais de atividade corporal do dia a dia. Os carros substituem a pé e de bicicleta.

Elevadores e escadas rolantes atualizam as etapas.

Máquinas de lavar louça substituir pratos usando a mão.

Os computadores atualizam os esforços do guia.

Os sopradores de neve e os cortadores de jardim reagem ao trabalho corporal no quintal. Os jogos de TV e computador atualizam atividades corporais divertidas para crianças e adultos.

Por causa dos estilos de vida modernos, é muito importante pensar em ser fisicamente energético todos os dias. Adicionar passatempo físico extra no seu dia é um dos assuntos essenciais que você pode fazer para ajudar a controlar o diabetes e melhorar a sua saúde.

### Você sabia?

A baixa saúde física é tão robusta quanto um componente de perigo para a mortalidade quanto o tabagismo; o grau de saúde corporal é um dos preditores mais altos de mortalidade geral em humanos com diabetes.

O passatempo físico pode ser tão eficaz quanto os remédios para baixar a glicose, com menos consequências nos aspectos, o interesse corporal normal, juntamente com uma alimentação saudável e o controle de peso, podem reduzir a incidência de diabetes tipo 2 usando 60%.

## Segurança primeiro

Se você ficou inativo por um tempo, converse com seu médico antes de iniciar qualquer software de treino que seja mais árduo do que rápido a pé. Use calçados relaxados e adequados.

Use sua pulseira ou colar Medicalert.

Ouça o seu quadro. Converse com seu médico quando estiver com falta de ar ou dor no peito, caso tome insulina ou tratamentos com medicamentos que aumentem os níveis de insulina, monitore sua glicose no sangue antes, durante e muitas horas após o seu passatempo, para ter a aparência afetada. seus graus de glicose no sangue. Sangue.

Leve consigo algum tipo de carboidrato de rápido desempenho se você quiser tratar uma queda no açúcar no sangue (hipoglicemia), como, por exemplo, cápsulas de glicose (de preferência).

## Que tipo de atividade é melhor?

Tanto o exercício cardio como o exercício de resistência são vitais para os seres humanos que residem com diabetes.

## Exercícios aeróbicos

Exercícios aeróbicos são exercícios ininterruptos, que incluem passear, andar de bicicleta ou correr, que aumentam a respiração e o preço do coração coronário.

## Exercícios de resistência

O exercício resistido (musculação) envolve breves atividades esportivas repetitivas com pesos, aparelhos de musculação, faixas de resistência ou o próprio peso da estrutura para aumentar a energia muscular.

Se você decidir começar a praticar esportes de resistência, primeiro deve obter algumas instruções de um especialista em exercício qualificado, de um educador em diabetes ou de um recurso para exercícios (que inclui um vídeo ou brochura) e começar devagar.

## Quanto é suficiente?

Seu objetivo deve ser concluir pelo menos cento e cinquenta minutos de exercícios aeróbicos de intensidade leve a intensa a cada semana (por exemplo, meia hora, 5 dias por semana).

Você também pode ter que começar devagar, com mais simples 5 a 10 minutos de exercício por tarde, e aumentar regularmente o volume e a intensidade dos eventos esportivos.

A informação adequada é que várias sessões de exercícios de no mínimo 10 minutos são tão benéficas quanto uma consulta mais longa e solteira de igual profundidade.

Se você já está em uma posição ou está bem condicionado, tente uma escola de resistência ou de musculação três vezes por semana.

Atividade física e diabetes podem ser um aborrecimento complexo. Se você precisar de assistência e / ou recomendação para acabar com a vida física, peça ao seu médico ou a um membro do seu grupo de assistência médica.

Certamente, se você faz dieta com base totalmente no exposto acima e pratica o interesse corporal, juntamente com a educação com peso, a pé e a pé, você terá um controle notável do seu diabetes tipo 1 e permanecerá sempre bem com ele.

## Conclusão:

O diabetes mellitus tipo 1 é um distúrbio que influencia muitas pessoas no Brasil e em todo o mundo.

Se agora não for bem tratado, pode causar diversos problemas, incluindo cegueira, amputação de membros e até morte, estar ciente do diabetes tipo 1, seguir as orientações do seu médico, comer um bom plano de redução de peso e fazer exercícios regularmente, é fundamental para controle adequado da sua diabetes tipo 1 e uma existência prolongada sem problemas.

Made in the USA
Monee, IL
05 April 2022

94177211R00031